QUELQUES CONSIDÉRATIONS

SUR

LA MÉDECINE

Te 7/147

Nice.— Typ. V.-E. GAUTHIER et Ce, descente de a Caserne, 1.

QUELQUES CONSIDÉRATIONS

SUR LA

MÉDECINE

PAR

Le Dʳ A. GEOFFROY

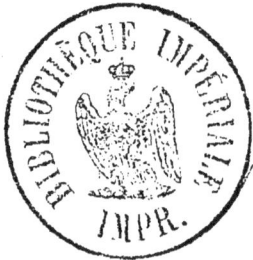

NICE

TYP. V.-E. GAUTHIER ET Cᵉ, DESCENTE DE LA CASERNE, I

1870

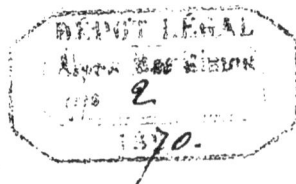

AVANT-PROPOS

—

J'ai publié ce petit travail dans la persuasion qu'il pourrait intéresser et rendre quelques services à l'humanité. Il laissera, sans doute, beaucoup à désirer sous bien des rapports ; mais j'ose espérer qu'on tiendra compte des efforts et du but, et qu'il recevra un bienveillant accueil de la part des lecteurs indulgents.

QUELQUES CONSIDÉRATIONS

SUR

LA MÉDECINE

———◦———

Les sciences et les arts prennent, à
notre époque, des développements con-
sidérables, et chaque jour leur do-
maine s'étend et s'enrichit. La médecine, qui est tout à la fois une science
et un art, suit-elle ce mouvement? Il
y a lieu d'en douter. Si elle reste en
arrière du progrès actuel de toutes cho-

ses, c'est que, peut-être, on s'attache
trop aux données de la science et pas
assez à l'observation de la nature, aux
faits de l'expérience. Je vais donc cher-
cher à démontrer que la véritable médecine est moins dans les systèmes
que dans la nature elle-même et dans
l'observation.

A juger de la médecine d'après ce
qui en est écrit tous les jours, on serait
presque tenté de croire qu'elle a fait
réellement des progrès, qu'elle est dans
la bonne voie, qu'il faut la suivre, parce
qu'elle conduit au but que l'on cherche
à atteindre depuis longtemps : à la
découverte du moyen de guérir plus
souvent, plus vite, et peut-être d'une
manière plus sûre. Nous voyons, en

effet, des hommes éminents dans la
science, animés peut-être des plus
nobles sentiments, envisager à leur
manière de voir la maladie, les déran-
gements physiques, les altérations or-
ganiques, et sembler expliquer avec
facilité, et je dirai même avec une certaine sécurité, les principaux phéno-
mènes morbides, leur nature, leur
cause, et les symptômes qui s'y ratta-
chent, en s'aidant surtout des lumières
scientifiques, qui peuvent donner de
l'attrait et l'apparence du vrai à ce
qui est ou peut être plus ou moins
hypothétique et que la nature ne nous
a pas encore entièrement révélé.

A la vérité, pour ceux qui lisent
plutôt qu'ils ne réfléchissent; pour ceux
qui préfèrent croire plutôt que sou-

mettre les faits à un examen sévère et approfondi; pour ceux qui sont enthousiastes de la nouveauté ; pour ceux, enfin, dont l'esprit est facile à persuader, le progrès n'est pas douteux. Rien ne les arrête, ni les revers, ni les déceptions, qui sont malheureusement trop souvent les suites de la fausse route, dans laquelle ils ne cessent de marcher aveuglément, négligeant les mesures et les instructions nécessaires pour suivre la bonne, qui exige toujours un pas lent et réfléchi, mais ordinairement plus assuré. Pour ceux, au contraire, qui se font une idée exacte de la médecine et qui en connaissent les difficultés immenses, qui ont toujours présent à l'esprit ce qu'en dit Hippocrate : *Medicina est ars longa, vita brevis, experimentum periculosum, judicium difficile,* la science médicale, si complexe, puisqu'elle a besoin de tant de sciences accessoires, laisse beaucoup à désirer.

La médecine, en effet, nous promet plus souvent qu'elle nous donne, surtout si elle n'est pas cultivée par des hommes d'un vrai mérite et d'une vraie philosophie, qui, n'abusant pas de ses largesses limitées, ne cherchent à lui arracher que ce qu'elle peut nous donner. Aussi, est-ce pour cela que la science, représentée par les systèmes, les doctrines, les théories, est bien loin, malgré ses attraits séduisants, de nous procurer les résultats qu'elle semble nous promettre; et c'est pour cela encore, il faut l'avouer, que souvent cette belle science chancelle plutôt qu'elle ne marche. S'il en est ainsi, c'est qu'elle rencontre des obstacles de la part des hommes et de la science elle-même. Combien d'esprits trop impatients, souvent même animés de sentiments peu dignes, je dirai même peu délicats; combien d'hommes d'un talent assez remarquable croyant se distinguer et se faire apprécier par l'innovation, semblent s'efforcer de rejeter des doctrines anciennes, les principes mêmes les plus avérés, revêtus de l'autorité des siècles, confirmés par une expérience et une pratique constantes, et cela, dans la fausse illusion de s'attirer l'admiration et l'estime, au préjudice, trop souvent, de la pauvre humanité qui vient réclamer

leurs lumières et un soulagement à
ses souffrances.

Oui, il faut le dire, si la science de
la médecine n'est pas ce qu'elle devrait
être, c'est que, quelquefois, on n'y apporte pas les vrais sentiments du cœur,
ce qui serait au moins de rigueur.

Combien d'autres encore, et parmi
eux des hommes éminents, trop impatients et désireux de marcher vite,
quand il faut arriver lentement, et
s'arrêter même, s'il est nécessaire,
tentent tous les moyens et font tous
leurs efforts pour expliquer et pénétrer
ce qui est encore impénétrable, oubliant
que la nature a ses lois et ses bornes.
Or, c'est cette impatience de vouloir
procéder trop rapidement, qui est la
cause ou du moins l'une des causes

qui fait que la médecine, au lieu de faire
un pas en avant, reste stationnaire et
même rétrograde quelquefois le médecin se confiant trop souvent dans ses
propres forces et dans sa puissance,
toujours très-limitée, au lieu de tenir
compte de la nature, de la suivre, de
la seconder dans ses penchants, qui
sont le plus souvent ceux qui condui-
sent au véritable but; et de se graver
profondément dans l'esprit ce que fait
observer sagement et judicieusement
Borsieri, ainsi que les vrais médecins
sortis des écoles les plus renommées,
très-expérimentés et perfectionnés dans
la clinique, partie la plus essentielle
pour la pratique, à savoir que, si l'on
veut obtenir de nombreux succès et
une réputation bien méritée, il faut,

avant tout, commencer à contempler
la nature, puis connaître ses mouvements, suivre et seconder ceux qui
sont salutaires, s'opposer aux perni-
cieux et les combattre, provoquer ceux
qui font défaut; en un mot, se con-
duire comme de vrais ministres de la
nature et non comme des maîtres ab-
solus.

Mais de ce que la médecine dévie
souvent de sa route, de ce qu'elle n'a
pas toujours des guides sûrs, et qu'elle
manque souvent de vrais éclaireurs
qui la ramènent dans ses sentiers quand
elle s'en écarte, il ne faudrait point
croire que je n'aie pas pour les hommes de la science toute l'estime et
toute la confiance qu'ils méritent à
juste titre; au contraire, je les admire,

je les suis, et je ne saurais trop les
encourager dans l'intérêt de l'humanité. Mais je ne parle ici que de ceux
qui cultivent sérieusement la science,
et, pour mieux dire, des vrais prati-
ciens qui, tout en tenant compte de
ses principes et faisant toutes les investigations nécessaires, notent les faits
avec tout le soin possible et une minu-
tieuse attention, les soumettant à une
sévère expérience et à une constante
observation, plutôt que s'efforçant de
résoudre ce qui est plus ou moins pro-
blématique ; car c'est plutôt d'une scru-
puleuse et constante observation qu'on
peut retirer les plus nombreux succès
et les meilleurs résultats, que des lumières scientifiques le plus souvent
fausses et erronées.

Certes, je ne nie pas que la science
médicale n'ait fait quelques progrès
par ses investigations, en nous four-
nissant le moyen de connaître et de
préciser mieux la maladie; mais nous
a-t-elle aussi fourni des moyens cu-
ratifs plus sûrs, plus efficaces? Je suis
loin de le croire, et peut-être même,
sous ce rapport, qui est le plus important, a-t-elle reculé? J'en appelle au
témoignage des vrais amis de la science,
des vrais amis de l'humanité, qui ne
craignent point de mettre au jour la
vérité, persuadés qu'elle seule peut
nous satisfaire et nous apporter les
bienfaits que nous recherchons avec
tant d'impatience.

Examinons donc maintenant si la

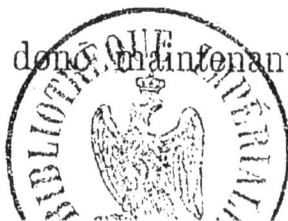

2

nature et l'observation nous donnent
des résultats plus satisfaisants que la
science. Personne n'ignore ce que peut
faire la nature et ce qu'elle fait même
journellement, comme il est aisé de
s'en convaincre, vu la part active qui
lui est due dans la plupart des maladies, et vu les cures merveilleuses
qu'elle opère. Pourtant, on agit le plus
souvent sans elle, comme si elle n'é-
tait qu'un mot vague et vide de sens,
alors qu'elle se manifeste par des faits
et même par des prodiges que le génie
de l'homme est impuissant à opérer.

En effet, on a de tout temps reconnu
qu'il y a dans l'organisme de l'homme
un principe qu'on a appelé nature, à qui
certains ont donné le nom de principe
vital, principe conservateur, etc., — le

nom importe peu, pourvu qu'il existe,
— qui semble veiller au maintien de l'é-
quilibre, s'efforce de le rétablir quand
il est troublé. On pourrait même dire
qu'il remplit, jusqu'à un certain point,
l'office de la sentinelle chargée de sur-
veiller l'ennemi, de l'empêcher d'ap-
procher, de le repousser s'il se présente,
de l'attaquer plus ou moins énergique-
ment selon la résistance et la force
qu'on lui oppose, et de réclamer au
besoin aide, lorsque seule elle ne peut
se défendre.

Si donc il en est ainsi, si ce principe
est une puissance qui, bien souvent, fait
ce que nous ne pouvons pas faire, il
faut conséquemment l'aider et lui por-
ter secours au lieu de le contrarier et
de vouloir le dominer, et c'est par là

qu'on obtiendra des résultats plus satisfaisants, comme on pourrait facilement
l'établir.

Pour bien connaître et apprécier à sa
juste valeur la différence qui existe entre l'œuvre de l'homme et celle de la
nature, je ne crois pas hors d'à-propos
de prendre l'une et l'autre à leur point
de départ et de les suivre dans leur
marche, pour étudier, juger et compa-
rer leurs résultats.

L'origine de la médecine date de
l'existence de l'homme ; car le premier
homme qui, dégoûté des aliments, s'est
mis à la diète, a fait de la médecine. En
effet, un organisme aussi compliqué, vu
tant d'agents nuisibles qui l'entourent,
devait être sujet à de fréquents déran-
gements, qui ont dû mettre l'homme

dans la nécessité de s'occuper des moyens capables de lui faire retrouver la santé. L'homme en venant au monde ne vient pas, certes, avec les sciences qui lui sont nécessaires pour suivre sa carrière et remplir la noble mission à laquelle il est destiné ; mais il apporte avec lui les éléments qui lui sont propres comme être à la fois intellectuel et matériel. Il ne s'agit pour lui que de les développer et de les cultiver, ce dont il se charge par différents moyens.

Or, qu'a fait la médecine dès son existence, dès son début. L'homme, en lutte continuelle avec tant de puissances ennemies qui l'environnent, ne pouvait tarder longtemps à éprouver des troubles dans sa santé, à être souffrant, à devenir malade. Inutile de dire qu'il ne

pouvait réclamer le secours de l'art, qui
lui faisait alors défaut ; il pouvait encore
moins faire appel à la science qui n'était
qu'au berceau. Les seules lumières capables de l'éclairer et de le guider étaient
celles de la nature. Imiter la nature dans
toutes ses opérations et dans toutes ses
manifestations, tel devait être l'objet de
son étude. C'est donc par l'imitation de
la nature, quelquefois par le hasard et
même par l'instinct, et surtout par
l'observation plutôt que par le raison-
nement, qu'a commencé la médecine.

Mais cette première phase, que j'ap-
pellerai l'enfance de la science médicale,
ne pouvait durer longtemps : ce n'était
que l'état rudimentaire. L'homme, qui
est perfectible par sa nature, et qui

cherche à connaître, à expliquer surtout
ce qui a trait à sa santé, ne tarda pas à
scruter la nature et à demander à la
science ses ressources. Aussi trouvons-
nous déjà chez les Egyptiens des traces
de la science médicale, qui se dévelop-
pèrent ensuite en Grèce, où la médecine
fut cultivée presque exclusivement par
les prêtres, pour passer ensuite entre
les mains des philosophes, ou plutôt des
sophistes, qui, en l'assimilant à la gym-
nastique et aux méditations mystiques,
la firent rétrograder au lieu de la faire
progresser. Les premiers philosophes,
il faut le dire, firent beaucoup de mal
à la médecine. Ils l'arrachèrent à l'igno-
rance sans méthode pour la précipiter
dans plusieurs hypothèses hasardées et
erronées; ils la firent, par conséquent,

passer de l'empirisme aveugle au dog-
matisme imprudent.

Une ère nouvelle, un plus heureux
avenir se préparait. Un lumineux mé-
téore vint faire briller à l'horizon son
éclat et sa splendeur : le *divin* vieillard
de Cos, que l'on peut appeler à juste
titre le père de la médecine, apparut.

Pour juger ce grand homme, se faire
une idée vraie de ce génie, il n'y a qu'à
le suivre dans ses écrits authentiques.
Il commença à s'occuper de la manière
la plus sérieuse à décrire les phénomè-
nes morbides ; il fit ensuite les plus mi-
nutieuses investigations pour reconnaî-
tre les causes prédisposantes et déter-
minantes de la maladie, qu'il découvrait
dans la situation des lieux, la nature
de l'air et des eaux. Il contribua ainsi

puissamment à faire faire à la médecine
des progrès non douteux, en éclairant
surtout la partie diététique et la partie
hygiénique, qui sont les branches les
plus essentielles de la médecine, étant
celles qui nous indiquent les moyens
plus ou moins efficaces d'éviter les
maladies et de nous en préserver. Mais,
hélas ! un si grand homme subit, comme
tous les autres, les lois de la nature, qui
sont justes, mais impitoyables : la mort
l'enleva à la science. Inutile de dire
combien de telles pertes sont regretta-
bles pour l'humanité.

Après lui, la médecine, comme toujours, eut à subir des phases d'abaisse-
ment et d'élévation ; il y eut pour elle
des temps d'arrêt, des mouvements
rétrogrades. Différents systèmes se suc-

cédèrent. Je me dispense d'en parler,
tant parce que mon but n'est pas de
faire une histoire de la médecine, que
parce que de tels systèmes, n'étant pas
nés viables, devaient ne pas voir longtemps le jour, et subir forcément le sort
des édifices qui s'écroulent presque
avant d'être achevés, leurs fondations
étant mal assises. Mais ce que je ne puis
passer sous silence, ce que je tiens
même à constater d'une manière parti-
culière, pour en tirer des déductions
pratiques en rapport avec ma manière
de voir, ce sont des temps plus heureux
pour la science, marqués par des
hommes d'un rare mérite, qui l'ont
agrandie, enrichie, perfectionnée. Nous
témoignerons ici notre reconnaissance
aux esprits distingués qui ont rendu

d'éclatants services tant à la science qu'à l'humanité, en citant les noms des principaux, tels que ceux de Bacon, Sydenham, Baglivi, Morton, Harvey, Boerrhave, Stall, Hoffman, Franck, Haller qu'on ne peut nommer sans parler de son immense érudition et de la célébrité qu'il a acquise en anatomie et en pathologie. Quels services, en effet, n'a pas rendu ce dernier à la science, en purgeant la physiologie de toutes ses erreurs, et en découvrant l'irritabilité ! Il n'a pas eu de rival jusqu'à l'apparition d'un astre aussi rayonnant, Bichat, dont les ouvrages sont impérissables, et que, malheureusement, la mort a moissonné trop tôt. On ne saurait taire le nom de Morgagni, qu'on peut regarder comme le créateur de l'anatomie pathologique,

vrai flambeau de la science. Citons
encore les Brown, Cullen, Rasori,
Broussais.

Je ne dirai rien de ce que ces
hommes illustres ont découvèrt et ont
écrit, et des services qu'ils ont rendus
à la médecine, considérée surtout
comme science ; mais ce qu'il importe
ici de faire remarquer, c'est que la plupart représentent différents systèmes :
les uns appartiennent à l'école d'Hippocrate ; les autres ont émis de nou-
velles doctrines, tels que Stall et Brown,
le dynamisme ; Hoffmann, le spasme ;
Rasori, le contre-stimulus ; Broussais,
l'irritation ! Mais tous ces systèmes,
toutes ces théories, bien que l'œuvre
de sommités médicales, et malgré leur
attrait, et je dirai même leur côté sé-

duisant, ne se sont pas soutenus et ont
végété. Pourquoi ? Parce qu'ils ont l'in-
convénient et le malheur des systèmes et des doctrines, c'est-à-dire de
l'exclusif, qui fait voir, sentir, entendre
ce qu'on ne voit pas, ce qu'on ne sent
pas, ce qu'on n'entend pas ; et qu'ils ne
sont que purement scientifiques, tandis
que la médecine, fondée sur l'observation et l'expérience, c'est-à-dire envisa-
gée comme art, est plus souvent heu-
reuse, et remporte plus de succès que
la médecine qui suit pas à pas les
données de la science.

Il est temps de se demander quel est
celui des systèmes si nombreux qui
ont paru depuis l'origine de la médecine
jusqu'à nos jours qui semble avoir eu
la préférence, vu ses résultats, et avoir

résisté à tous les entraînements des siècles et à toutes les oscillations. Je n'hésite pas à répondre que c'est la doctrine d'Hippocrate. Pourquoi? Quelle en est la cause? Je ne crains pas d'affirmer que la cause qui a valu à la doctrine de ce grand génie une préférence incontestable, n'est autre que sa méthode, qui repose en grande partie sur la prudence, sur la modération dans l'emploi des médicaments, n'accordant à la science que ce qu'il lui faut accorder; et qui, surtout, consiste dans le régime diététique, et se confie dans la puissance de la nature. C'est précisément cette méthode qui lui a procuré ses grands succès et lui a valu le nom de *divin*. Le seul reproche qu'on puisse lui faire, c'est d'avoir eu, parfois, trop de

confiance dans la nature et d'être resté
à l'attendre.

Mais pour apprécier toujours de plus
en plus et d'une manière plus évidente
ce que fait la nature, suivons-la encore
un instant, et voyons le rôle qu'elle joue
dans les maladies. Examinons-la d'a-
bord dans les plaies et dans les lésions
externes : la nature n'est-elle pas puis-
sante ? ne fait-elle pas les plus grands
frais dans la guérison? Je suis bien loin
de penser qu'elle seule achève toujours
la cure ; mais combien de fois elle le
fait ou pourrait le faire ! Je suis pourtant bien éloigné de croire que le rôle
de médecin, même dans ces circon-
stances, soit inutile ; au contraire, je le
crois toujours favorable et d'une utilité
même incontestable, car la nature

trouve bien des fois des écueils, des obstacles difficiles à vaincre, et alors l'intervention de l'homme de l'art ne saurait être douteuse.

On pourrait me faire observer que je ne parle que des plaies qui proviennent d'une cause externe, que je ne dis rien de celles qui sont le résultat d'un vice interne. Je réponds que, dans ce cas, l'intervention du médecin est le plus souvent nécessaire; mais combien de fois, il faut le dire, ne s'obstine-t-on pas à guérir de vieilles plaies, des ulcères, dont la nature se sert comme de véritables émunctoires pour dériver le mal et en arrêter le progrès, et dont la suppression ou la guérison donne lieu aux accidents et aux suites les plus fâcheuses.

Voyons maintenant comment la nature se conduit dans les autres maladies. Elle suit une marche moins appa-
rente, quoique peut-être identique.
Dans beaucoup de maladies légères, elle
paraît se charger de la guérison ; dans
d'autres, d'une certaine gravité, la présence, l'intervention de la médecine
ne peut que lui être utile, en contri-
buant à la guérison d'une manière plus
régulière et quelquefois plus sûre.
Dans les affections beaucoup plus
graves et d'un danger même menaçant,
la présence du médecin est indispen-
sable, car la nature même quelquefois
est attaquée ; elle dévie de sa route or-
dinaire, ou bien réagit d'une manière
trop active ou trop faible. Il faut la di-
riger, l'affaiblir, l'activer, enfin, l'aider

3

puissamment. Dans tous les cas, dans les troubles les plus légers, comme dans les affections les plus graves, la présence, le ministère de l'homme de l'art sera toujours utile, précieuse et nécessaire, surtout quand la médecine est bien faite, appliquée avec règle, méthode, prudence et modération ; car savoir comment et quand il faut agir est le secret du médecin et la preuve de sa sagacité. En effet, il arrive bien souvent qu'au moyen d'une médecine intempestive, on arrête les mouvements critiques de la nature, qui sont moins fréquents qu'autrefois, précisément parce qu'on les empêche de se produire et qu'on les détourne par des moyens employés plus ou moins mal à propos, oubliant que le médecin est bien plus

digne de son art, quand il n'agit pas
et qu'il sait attendre que quand il se
hâte d'agir. Cette prudence est une des
qualités rares qui doivent le faire apprécier davantage, et c'est dans la pratique de cette qualité qu'est le mérite
d'un véritable médecin.

Je prévois, et je dois même m'y attendre, qu'on me fera observer que
j'attribue une trop grande part à la nature en lui accordant une trop grande
confiance. Jusqu'à un certain point, il
le fallait; pour la sortir un peu de l'oubli
où elle semblait être tombée, il était
nécessaire de faire connaître son rôle
si important. Mais si, d'un côté, je m'attache à la nature, de l'autre, j'insiste
vivement pour l'observation raisonnée
et pour l'expérience, qui doivent tou-

jours nous servir de guides dans la pratique.

Je ne veux pas terminer ces considérations sans citer deux faits dont le témoignage ne me semble pas hors de propos, faits qui se rapportent au début de ma carrière et qui m'ont causé une impression que j'ai gardée jusqu'à présent, bien qu'ils ne soient pas d'une grande importance.

Je fus appelé auprès d'un malade, au Broc, petit village étranger, Nice n'étant pas encore annexée. Mon amour-propre était en jeu, et aucune réussite ne pouvait m'être plus agréable. Le malade était atteint d'une pneumonie aiguë, franche, à son début; l'état de la maladie présentait l'engouement avec crachement sanguin, et tous les symptômes qui caractérisent une telle affection. Le sujet était fort et bien constitué, dans la vigueur de l'âge : il avait quarante ans, sans mauvais antécédents, ayant toujours joui d'une bonne santé. Un succès semblait m'être préparé.

L'indication était nette, précise : la lancette devait se charger en grande partie des frais de la guérison. Je fis une première saignée sans amélioration. Les symptômes s'aggravaient : suspension de crachement sanguin, et oppression plus considérable, ce qui arrive quelquefois. Je ne m'arrêtai pas, je ne le devais pas, d'après la science. Je répétai trois fois la saignée ; la maladie s'aggrava rapidement, et le malade succomba.

Je n'ai pas besoin de dire que ce
revers, à mon début, et dans un pays
où tous les regards étaient fixés sur
moi, n'était pas de nature à m'encourager. Pourtant, j'étais tranquille ; car
j'avais fait mon devoir d'après la
science, d'après les principes reçus,
que j'ai toujours suivis, en tenant
compte néanmoins de ce cas, qui se
reproduit même assez souvent ; car le
médecin, malheureusement, n'est pas
maître d'arrêter le progrès ni la marche du mal, bien qu'il s'efforce de lui
faire prendre la bonne voie.

Peu de temps après, je fus appelé
dans le village dē Roquestéron pour un
malade atteint de la même maladie,
présentant absolument les mêmes ca-
ractères, les mêmes symptômes sous

tous les rapports. L'âge, la constitution,
l'état morbide, étaient les mêmes.
J'employai le même traitement avec
cette différence qu'après la première
saignée, je m'arrêtai, voyant se produire les symptômes et la marche qu'a-
vait présentés le cas précédent.

J'ai donc dû, dans cette circonstance,
oublier pour un moment les indications
de la science et suivre une autre voie,
seconder les efforts de la nature, et,
avec des moyens simples, j'eus la satis-
faction d'obtenir une guérison com-
plète.

Ces deux faits, seuls, ne prouvent pas
assurément grand'chose, je ne le nie
pas ; mais pourtant, ajoutés à tant d'autres, ils ne peuvent pas manquer d'avoir
une certaine signification, dont le mé-

decin doit tenir compte. Bien que j'aie
été toujours fidèle à mon système et
que j'aie suivi les principes de l'école,
je dois dire que les faits cités plus haut
m'ont imposé certaines réserves et de
la prudence.

Il me semble avoir suffisamment
démontré la puissance de la nature et
son action plus ou moins constante
dans les maladies; mais il ne faudrait
pas croire que le rôle du médecin se ré-
duise à celui de simple spectateur; au
contraire, tel que nous l'envisageons,
il n'est que mieux dessiné.

Il faut donc suivre la nature, l'aider
quand il est besoin, la combattre même
quelquefois, jamais l'oublier. Autre-
ment, il n'y aurait pas de médecine.

Or, la science de la médecine, l'art de guérir existe, art qui n'est pas, sans doute, mathématique, mais qui réunit une masse de probabilités, ce qui le rend toujours utile et précieux à l'humanité, tout autant qu'il est convenablement et sagement appliqué, et qu'on aura de préférence l'observation pour guide dans l'application pratique, mais l'observation raisonnée, et l'expérience, en puisant toutefois dans les systèmes ce qu'il y a de bon, comme fait l'abeille dans le calice des fleurs, et surtout en ne perdant jamais de vue la puissance de la nature, en se rappelant qu'elle triomphe souvent dans les cas où la médecine échoue.

C'est par cette méthode que la médecine rendra toujours des services vrais

et réels ; car, quand elle ne peut pas
guérir, elle soulage ; quand elle ne peut
pas soulager, elle console.

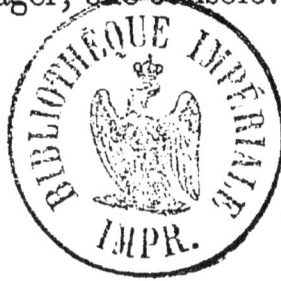

Nice.— Typ. V.-E. GAUTHIER et Cᵉ, descente de a Caserne, 1.